DES OTORRHÉES

ET DE LEUR

TRAITEMENT PAR LES INJECTIONS TUBO-TYMPANIQUES

A L'AIDE D'UN NOUVEL APPAREIL

(INJECTEUR TUBO-TYMPANIQUE)

PAR

M. LE Dr G. JACOB

Médecin principal à l'Hôpital militaire des Colinettes.

Communication faite à la Société des Sciences médicales
de Lyon

(séance du 13 décembre 1882)

LYON

ASSOCIATION TYPOGRAPHIQUE

T. GIRAUD, rue de la Barre, 12.

1883

DES OTORRHÉES

ET DE LEUR

TRAITEMENT PAR LES INJECTIONS TUBO-TYMPANIQUES

A L'AIDE D'UN NOUVEL APPAREIL

(INJECTEUR TUBO-TYMPANIQUE)

PAR

M. LE Dr G. JACOB

Médecin principal à l'Hôpital militaire des Colinettes.

Communication faite à la Société des Sciences médicales
de Lyon

(séance du 13 décembre 1882)

LYON

ASSOCIATION TYPOGRAPHIQUE

T. GIRAUD, rue de la Barre, 12.

1883

DES OTORRHÉES

ET DE

LEUR TRAITEMENT PAR LES INJECTIONS TUBO-TYMPANIQUES

A L'AIDE D'UN NOUVEL APPAREIL

On s'accorde généralement à considérer les otites catarrhales comme des affections légères ou de médiocre gravité. Et en effet, en tant que maladies catarrhales, elles sont superficielles comme ces angines et ces bronchites dites *à frigore*, qui naissent sous les mêmes influences et cèdent à des moyens analogues. Toutefois, il faut le reconnaître, en raison de leur siège, de la délicatesse des tissus sur lesquels elles viennent se fixer, à cause surtout de l'excessive sensibilité des organes qui concourent à l'audition, elles possèdent une force d'expansion qui leur est spéciale. On les voit souvent, dès le premier choc inflammatoire, cheminer beaucoup plus avant qu'on ne le suppose, et cela, toute part faite aux influences diathésiques qui ne sont pas étrangères à leur développement et qui, en tout cas, contribuent si ostensiblement à leur chronicité.

Aujourd'hui que les études otologiques sont plus en faveur qu'elles ne l'étaient autrefois, depuis surtout que l'otoscopie perfectionnée, et plus souvent consultée, a élargi le champ de l'observation, les altérations pathologiques du fond de l'oreille sont mieux connues et plus correctement interprétées. Le tympan, cette frêle barrière qui sépare l'oreille moyenne de l'oreille externe, mais aussi cet organe si important de la transmission des ondes sonores, joue un rôle considérable dans la conservation du sens de l'ouïe. Certes, je ne prétends pas qu'il soit à l'oreille ce que la choroïde est à l'œil, mais l'intégrité de sa structure, la liberté de ses mouvements ont peut-être plus d'importance dans l'avenir des fonctions auditives que la conservation du cristallin dans l'accomplissement des fonctions visuelles. Cependant je ne veux pas exagérer. Je reconnais, avec tous ceux qui se sont occupés du sujet que je traite en ce moment, que certaines dysécies ne sont pas en rapport, quant à leur degré, avec l'état *apparent* de la membrane du tympan. Nous serons peut-être longtemps encore avant d'en pénétrer le secret. Mais à côté de celles-là, il en est d'autres très-nombreuses, dont le mystère a été dévoilé précisément dans ces altérations si variées et si intéressantes dont le tympan peut être le siège.

Qu'il me suffise de citer ses variations de couleur, ses changements de forme et de direction, ses modifications de tension, ses adhérences, ses déchirures, et on comprendra tous les renseignements qui peuvent jaillir de son examen journalier.

Mais je ne veux pas faire ici l'histoire de toutes les conquêtes nouvelles qui ont été réalisées dans le domaine de l'otologie ; un pareil exposé réclame une compétence que je ne saurais m'attribuer. Le sujet que j'ai entrepris est beaucoup plus modeste. Chargé d'un service d'hôpital, j'ai recueilli tous les cas qui se sont offerts à mon observation, et en étudiant ces maladies peut-être trop dédaignées, je me suis préoccupé, ce qui est notre devoir à tous, des moyens les plus propres à les guérir. On s'étonnera peut-être de la fréquence de ces affections dans nos hôpitaux militaires, alors qu'elles paraissent si clair-semées dans les hôpitaux civils. Cela tient à ce que le pauvre et l'ouvrier qui constituent à eux seuls, dans les grands centres, toute la population nosocomiale, s'abstiennent, à moins de complications graves (méningite, carie du rocher, envahissement des cellules mastoïdiennes), de réclamer les secours de la charité publique quand ils n'ont que ce qu'ils appellent une *douleur d'oreille*. Le soldat agit tout autrement. Ayant déjà de la tendance à se prévaloir des maladies qu'il n'a pas, à plus forte raison ne déguise-t-il pas celles qu'il a réellement. D'ailleurs, soyons juste, l'habitation des casernes, la fréquentation quotidienne des terrains de manœuvre, sont des raisons qui rendent suffisammeut compte de la plus grande fréquence des otites chez lui plutôt que chez tout autre.

A n'envisager que ces maladies dans leur ensemble, et comme pour justifier la sollicitude que je m'efforce d'appeler sur elles, je signalerai un premier fait : c'est leur variété dans leur apparente simplicité. En outre, l'inconstance des symptômes n'est pas moindre que la diversité des lésions, de telle sorte que si un diagnostic précis est toujours difficile, on se heurte encore davantage aux incertitudes du pronostic. A une otite modérée en apparence, correspond une douleur horrible, tandis qu'une autre plus profonde ne donnera qu'une cuisson insignifiante. Chez l'un le suintement séreux ou séro-purulent ne sera qu'un suinment léger ; chez l'autre ce sera un écoulement intarissable. Ici, une vive rougeur avec resserrement du conduit qui va jusqu'à l'effacement ; là, une teinte qui diffère à peine de l'état normal et un conduit largement ouvert.

C'est une erreur de croire que l'otite moyenne s'accompagne toujours de ces symptômes si effrayants qui sont dépeints dans les livres classiques. Il en est, et le nombre est assez considérable, qui se déroulent sans fièvre intense, sans vomissements, sans vertige, sans délire, en un mot sans cet appareil symptomatique si frappant qu'il ne permet pas de les méconnaître. Ainsi donc, les poussées phlegmasiques auriculaires sont très-dissemblables quant à leurs effets, mais le plus souvent elles ne se ressemblent pas à elles-mêmes. En fin de compte, ce qui les affirme le plus nettement, ce qui constitue pour ainsi dire leur signature c'est la persistance de l'écoulement. Abondant ou léger, il est l'expression indéniable d'un travail destructeur, et c'est à le combattre, à le supprimer que doivent tendre les efforts de la thérapeutique. Dès que ce flux apparaît, on peut dire que le tympan est menacé. Et comment pourrait-il en être autrement? Cette membrane est appliquée à l'extrémité d'un canal incurvé en anse et dont la section oblique ménage un point de réunion en cul-de-sac, étroit, anguleux, déclive, véritable collecteur des suppurations qui y séjournent et s'y concrètent en abandonnant des résidus albumino-fibrineux. Du tympan à la caisse, la propagation est facile ; mais, en revanche, l'issue des produits sécrétés est sinon incomplète, du moins toujours laborieuse. Il suffit de considérer cet antre microscopique à forme si bizarre pour voir combien il se prête par les angulosités de sa forme, les accidents de ses parois, aux rétentions dont je parlais tout à l'heure. Faut-il s'étonner dès lors si ces déchets organiques agissent comme corps étrangers, en attendant qu'ils se transforment en agents de septicité? Et n'est-ce pas là la cause de ces flux aussi décourageants par leur persistance que repoussants par leur fétidité ?

Que devient le tympan lors de l'établissement du flux
intra ou extra-auriculaire ? On comprend qu'il soit impos-
sible de généraliser ; mais on peut résumer en deux mots
les sévices dont il est l'objet : compression mécanique et
perversion nutritive. Je disais tout à l'heure que la netteté
des symptômes manquait pour obtenir un bon diagnostic ;
les signes fournis par le tympan, dès qu'on peut l'apercevoir, peuvent y suppléer. Depuis la coloration rouge
vif de son tissu jusqu'à cette teinte grisâtre qui rappelle
le tissu cellulaire sphacélé, il y a une foule de nuances
intermédiaires qui marquent les différentes étapes de la
maladie. Sans doute à un moment donné il possède en lui,
par le fait de l'obstruction de ses vaisseaux, de la présence
d'exsudats interstitiels, des éléments suffisants pour ruiner
sa vitalité ; mais tout semble indiquer qu'il en a puisé la
source autour de lui et qu'il soutient contre eux une lutte
dont il triomphe quelquefois. Mais dans d'autres cas il cède,
ou l'art est obligé d'intervenir.

C'est dans les phlegmasies intenses de l'appareil auditif,
quand la suppuration se trouve comme emprisonnée dans
l'oreille moyenne, que la trépanation de cette membrane
s'impose comme une impérieuse nécessité. D'autres fois la
brèche est effectuée sans bruit, presque à l'insu du malade
qui souvent même s'en aperçoit tardivement. Eh bien ! dans
l'une ou l'autre condition, le malade est soulagé, très-sou-
lagé, mais non guéri.

Malgré l'autorité de M. Desprès, qui repousse même les
injections aériennes, comme moyen de désobstruction de
la caisse, je crois avec d'autres auteurs, Schwartz, par
exemple, qu'il y a mieux à faire encore. La membrane du
tympan serait-elle détruite tout à fait qu'on ne serait pas
absolument assuré de l'expulsion totale des produits sé-

crétés. On sait, en effet, avec quelle facilité la trompe voit disparaître sa perméabilité ; que des mucosités visqueuses, des fluides irritants s'arrêtent dans son parcours, il n'en faut pas davantage pour fermer cette voie d'élimination ; d'où reflux et encombrement dans la caisse placée comme un *diverticulum* au confluent des voies ante et post-tympaniques. L'irritation est plus vive, alors la suppuration augmente jusqu'à la destruction des parties enflammées.

Cependant M. Desprès, que je citais tout à l'heure, reconnaît que l'attention du médecin doit être dirigée du côté de la trompe d'Eustache. C'est pour cela qu'il recommande de pratiquer par la voie nasale une sorte d'irrigation du pharynx dont l'effet atteint également le pavillon de la trompe et débarrasse celle-ci des mucosités qui se présentent successivement à son ouverture. Je ne voudrais pas nier la valeur du traitement institué par l'habile chirurgien de l'hôpital Cochin, mais ce qui me paraît incontestable, ce sont les résistances que cette pratique rencontre de la part des malades. Quand l'eau arrive à flots dans le nez et dans l'arrière-gorge, il se produit des sensations douloureuses, des révoltes musculaires qui rendent cette opération fort pénible. N'est-ce pas dans ces circonstances que l'eau entrant violemment dans la caisse, s'engageant jusque dans les sinus, a causé des accidents variés et même des suppurations? En supposant même que ce procédé, que je qualifie d'aveugle, ait donné des succès, ne peut-il être perfectionné ?

Au commencement de ce siècle, l'utilité des injections tubo-tympaniques avait été entrevue et un médecin auriste, Deleau, avait imaginé un appareil volumineux, encombrant, qui n'est autre chose qu'un réservoir auquel il avait adapté une pompe foulante. Aux dimensions près, ceux de Kramer,

Bonnafond sont fondés sur le même principe et n'offrent pas plus d'avantages. Je pourrais en citer encore d'autres ; mais sans entrer dans des détails de description qui ne peuvent trouver place ici, je bornerai ma critique à ces trois points :

Pour qu'une injection tubo-tympanique soit exécutée en toute sécurité, il faut :

1° Avoir la certitude que le cathéter, une fois dans le pavillon de la trompe, occupe la situation la plus convenable pour le passage d'un courant d'air d'abord, d'un courant d'eau ensuite ;

2° La main qui introduit le cathéter pour l'injection aérienne ne doit pas abandonner un seul instant l'instrument, de telle façon que la douche liquide succède à la douche gazeuse pour ainsi dire sans interruption ;

3° Enfin la quantité d'eau à faire passer dans la caisse doit être connue, réglée à l'avance selon la volonté de l'opérateur.

C'est parce qu'une ou plusieurs de ces conditions faisaient défaut dans les premiers appareils, que j'ai eu l'idée de faire construire par M. Mathieu celui que j'ai l'honneur de placer sous vos yeux. Vous voyez en outre, à côté de lui, le petit otoscope de Toynbée, un simple tube en caoutchouc muni de deux embouts en os ou en ivoire, mais l'avertisseur le plus sensible que je connaisse des bruits que l'opérateur détermine dans l'oreille de son malade.

Donc la partie essentielle de cet appareil consiste dans un tube à trois branches, ou mieux encore en trois tubes en caoutchouc réunis par une petite pièce métallique creuse ayant la forme d'un y grec. L'un de ces tubes se rend en s'abouchant à un autre tube métallique muni d'un robinet, à un flacon en verre à deux tubulures et rempli de la solution à injecter. Le deuxième tube en caoutchouc est terminé par une sonde d'Itard ; enfin, le troisième s'ajuste à une poire en caoutchouc ou ballon à air servant d'insufflateur. Cette dernière branche a été coupée vers son milieu afin de recevoir sur son parcours un tube de verre renflé en boule à sa partie moyenne. J'ajoute encore que la seconde tubulure du flacon est munie d'une poire en caoutchouc plus petite que la précédente (1).

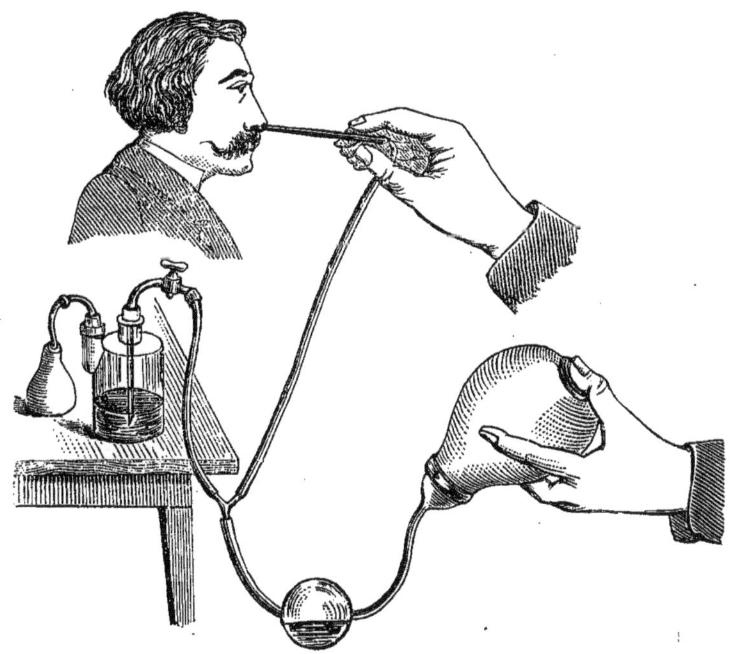

S'agit-il maintenant de faire fonctionner l'instrument ? On s'y prend de la façon suivante : après l'avoir disposé

(1) Ce dessin est dû à l'obligeance et au talent de M. le médecin aide-major Lemoine, aujourd'hui attaché au 99ᵉ régiment de ligne.

L'appareil, à peu près tel qu'on le voit sur cette figure, a été présenté à l'Académie de médecine dans sa séance du 24 octobre, par un de ses membres, M. le médecin inspecteur Perrin.

sur une table placée à la droite du chirurgien, celui-ci saisit en même temps dans la main gauche le ballon à air et la branche qui supporte le cathéter. Puis, ouvrant le robinet, il comprime la petite poire en caoutchouc. L'eau monte et arrive dans la sphère creuse ; le robinet est ensuite fermé, mais il y a un excès de liquide dans la boule et dans le tube afférent. Reprenant le cathéter de la main droite et tenant toujours le ballon de la main gauche, le chirurgien se débarrasse de cet excès de liquide par des pressions répétées. Dans cette petite opération, une précaution est indispensable, c'est de maintenir toujours la boule en verre dans un plan horizontal. On arrive à vider les tubes et à ne laisser dans le petit réservoir que la moitié, le tiers, le quart, en un mot, la quantité qu'on a voulu conserver.

L'appareil étant ainsi préparé, ce qui est l'affaire de moins d'une minute, et la communication étant établie entre le malade et l'opérateur à l'aide de l'otoscope de Toynbée, le cathéter est introduit dans la trompe, suivant les règles tracées par Boyer ou mieux encore par Politzer. On lance alors une douche aérienne pure ; car si le réservoir a gardé sa position, l'air passe à la surface du liquide sans en entraîner une parcelle. Le bruit d'arrivée est d'autant plus net que le bec de la sonde est mieux placé. Quand la rectification est suffisante, on envoie la douche liquide, et pour cela il suffit, sans déranger la main droite, d'élever la main gauche par un mouvement brusque. L'eau tombe dans la branche cathétérienne et arrive dans la caisse entraînée par le courant d'air du ballon. Cette opération si simple et si facile s'exécute en beaucoup moins de temps qu'il ne faut pour la décrire, et je dis qu'elle est exempte des dangers qui ont été reprochés aux anciens appareils. En effet, à moins d'inexpérience absolue dans la pratique du cathétérisme on ne produit pas d'hémorrhagies, par conséquent pas d'emphysèmes.

Avant de rien faire il faut toujours attendre la réponse de l'otoscope de Toynbée et, si elle n'arrive pas, s'abstenir ou redoubler de prudence et de ménagements. Je crois même qu'il est sage de s'abstenir encore si on a provoqué un peu d'écoulement sanguin, quel que soit le point de la muqueuse qui ait été éraillé. Mais, je le répète, à moins de certains cathétérismes exceptionnellement difficiles comme j'en ai rencontré deux cas dans le service du Val-de-Grâce de mon collègue, M. le professeur agrégé Charvot, cet accident peut toujours être évité. Enfin la caisse n'est pas soumise à ces pressions exagérées qui sont si fréquentes avec les autres procédés. Jamais je n'ai eu à constater le moindre vertige, le plus petit étourdissement, et l'eau arrive si bien dans la caisse et jusque dans l'oreille externe, que le malade, quand il y a une perforation, s'empresse de porter son doigt à son oreille et qu'il l'en retire tout mouillé, à sa plus grande et à sa plus joyeuse stupéfaction. Le soulagement ne se fait pas attendre et le patient accepte dorénavant une opération qui de prime abord n'avait pas été sans lui causer quelque inquiétude. On peut ainsi la continuer tant que dure l'écoulement, en tenant compte toutefois de la fatigue qu'elle peut déterminer. Mais je l'ai renouvelée 20, 30 et 40 jours consécutivement et je n'ai enregistré aucun accident qui lui fût rigoureusement attribuable.

Il y a même lieu parfois de surveiller l'excessif abandon des malades qui, débarrassés de cette pénible sensation de pesanteur qu'ils éprouvaient auparavant, se remettent à fumer, s'exposent sans précautions à l'air froid ou à des courants trop vifs ; ne souffrant plus et impatients d'en finir avec un séjour à l'hôpital qui se prolonge plus que d'habitude, ils réclament leur sortie ou veulent être envoyés en convalescence. Ce sont là autant d'occasions de récidives, autant d'écueils pour une guérison certaine. J'ai été témoin de ces rétrocessions et dans un cas j'ai pu en saisir très-nettement la cause. Mais en général l'amélioration suit toujours la mise en pratique du traitement, et j'ai eu tout récemment la satisfaction d'assister à une réparation complète d'un tympan perforé. Voici l'observation, que j'ai résumée le plus possible afin d'en rendre la lecture moins fastidieuse :

Bernardi, soldat au 139ᵉ de ligne, 22 ans, 11 mois de service. Bonne constitution. Tempérament lymphatico-sanguin. Charretier avant son arrivée au régiment. Pas de maladies antérieures. Pas de sourds dans sa famille. Ayant éprouvé un chaud et froid pendant qu'il était à l'exercice, il a ressenti dans le courant de la journée des douleurs vagues dans l'oreille suivies bientôt de démangeaisons qui le portaient à se gratter avec le doigt. Il y revint même si souvent que le conduit auditif irrité se tuméfia et se mit à saigner. Quatre ou cinq jours après, les douleurs avaient augmenté ; il sortait par l'oreille un pus grisâtre et mal lié. Traité à l'infirmerie par les moyens ordinaires, il en sortit guéri au bout de six semaines. Cela se passait au mois de mars.

Deux mois après, en mai, nouveau refroidissement, nouveau mal d'oreille et toujours du même côté. L'écoulement reparaît, et après quelques jours de traitement, sans grand résultat, Bernardi est envoyé dans mon service à l'hôpital des Colinettes (15 juillet).

A son entrée je constate tous les signes d'une otorrhée

classique. Douleur vive, rougeur et rétrécissement du conduit auditif, suppuration abondante et fétide (1). Tous les moyens sont employés au fur et à mesure des indications, jusqu'à la fin de juillet et le commencement d'août. Vers cette époque on put apercevoir le tympan sous forme d'une membrane grisâtre, comme macérée, uniforme et sans relief apparent. En faisant souffler le malade par le procédé de Valsalva, on ne déterminait pas de sifflement, mais on voyait de petites bulles d'air brillantes rouler lentement au fond de l'oreille. Ce signe suffit, comme on le sait, pour affirmer la perforation tympanique. Et comme la suppuration avait été très-abondante, il y avait lieu de supposer qu'elle avait passé dans l'oreille moyenne ou qu'elle s'était produite dans la caisse elle-même, enflammée par voie de propagation.

Les injections tubo-tympaniques furent commencées et répétées chaque jour. Elles eurent pour premier résultat de soulager notablement le malade et ensuite de faire apparaître très-nettement trois trous disposés verticalement dans le sens du manche du marteau. Au bout de quelque temps, les trois trous n'en firent plus qu'un seul et représentèrent par leur fusionnement une ouverture à base triangulaire. Vers le milieu de septembre, la suppuration commença à se tarir. Dans les derniers jours du mois, les injections furent cessées en même temps que la perte de substance se rétrécissait très-notablement. On continua cependant les injections externes jusqu'au commencement d'octobre. A cette époque, une membrane celluleuse blanchâtre s'étendait d'un bord tympanique

(1) Lotions émollientes phéniquées, vésicatoire derrière l'oreille. Piqûres de morphine à la tempe ou sur le lobule ; dérivatif sur le tube intestinal, etc.

à l'autre, masquant tout ce qui se trouvait derrière elle. Plus blanche et plus enfoncée que le tympan normal, elle fermait le passage de l'air au point que le malade ne pouvait plus faire siffler son oreille et que l'otoscope ne découvrait plus aucun pertuis.

Le malade étant parti en convalescence, ce n'est que plus tard que je pourrai m'assurer si cette guérison a été seulement provisoire ou si elle est véritablement définitive. En attendant, je crois qu'on peut enregistrer ce fait à l'actif des injections intra-tympaniques et le regarder comme très-encourageant.

Quel que soit l'avenir réservé à ce mode de traitement qui a été si diversement apprécié, on ne peut nier qu'il ne s'appuie sur des motifs sérieux et rationnels. Dans les cas de traumatisme, le tympan est doué, comme on le sait, d'une force de réparation étonnante. Bien que les plaies ulcéreuses, en vertu de leur mode de production, lui fassent perdre un peu de cette précieuse faculté, il est constant qu'elle persiste encore malgré tout. Urbantslisch, dans son traité des maladies des oreilles, cite des cas de réparation après plusieurs années, et, entre autres, après dix-huit ans ! Eh bien, les lavages post-tympaniques sont évidemment le mode de traitement qui permet le mieux à cette force de s'exercer. Ils sont également un moyen très-utile pour modifier la vitalité languissante des tissus depuis longtemps enflammés ; enfin, ils calment la douleur et procurent au malade un bien-être toujours désiré. Je n'ai pas besoin d'ajouter que ces lavages doivent être faits avec tous les soins de la plus rigoureuse propreté. Les instruments doivent être désinfectés, le liquide de l'injection purifié par l'acide phénique ou tout autre désinfectant et surtout porté à une température convenable avant d'être projeté dans les voies auditives. J'ai l'habitude

de mettre le petit flacon dans un vase en métal rempli d'eau
chaude. J'obtiens ainsi une température douce et égale pendant tout le temps que durent ces petites opérations, et le
petit flacon nageant dans le récipient a, dans les limites du
vase, une stabilité que les mouvements de l'opérateur ne ris-
quent plus de compromettre(1). Les solutions salines (sel ma-
rin ou chlorhydrate d'ammoniaque) me semblent préférables
à toute autre. J'emploie aussi l'eau de goudron préparée par
le procédé de Cauvet et préalablement filtrée, ou enfin une
solution bicarbonatée de goudron étendue d'eau distillée.

Il resterait à dire quel parti on peut tirer de ces injections
dans la période aiguë des catarrhes auriculaires, afin de pré-
venir précisément ces perforations qui sont, en somme, un
accident toujours regrettable. Mes études sur ce point ne sont
pas encore assez avancées, et je ne puis donner aucun ren-
seignement. Toutefois, je pense qu'il n'y aurait au moins
nul inconvénient à essayer des pulvérisations tympaniques,
et pour cela, il n'y aurait qu'à remplacer la sonde d'Itard par
un cathéter de même forme, en différant seulement par son
extrémité qui serait percée de plusieurs trous.

Enfin, si on voulait envoyer dans la caisse des vapeurs
d'éther, des vapeurs résineuses ou aromatiques, on y arrive-
rait en mettant une éponge imbibée d'éther ou d'une autre
solution balsamique dans le flacon, et en remplaçant par un
bouchon ordinaire la petite poire en caoutchouc fixée à la
deuxième tubulure.

(1) J'ai tout récemment fait disposer au fond d'un vase cylindrique en
métal un encadrement circulaire pouvant recevoir et fixer le flacon en
verre. Ce vase, muni de son couvercle, sert de boîte pour contenir tout
l'appareil, et quand on fait usage de ce dernier, il constitue un récipient
à eau chaude qui se trouve immédiatement sous la main.

www.ingramcontent.com/pod-product-compliance
Ingram Content Group UK Ltd.
Pitfield, Milton Keynes, MK11 3LW, UK
UKHW020205080726
13614UKWH00006B/2634